Te 34
397

Te 34
397

DÉPÔT LÉGAL
Paris
1865

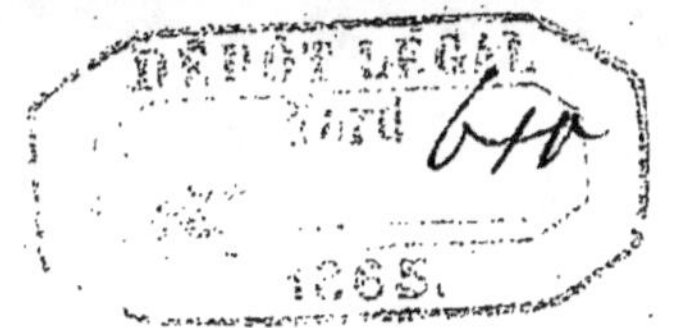

DU CHOLÉRA

MOYENS PROPHYLACTIQUES

et dans le cas où ces moyens n'auraient pas été employés

TRAITEMENT

ET

PROMPTE GUÉRISON

Par le Docteur Al^{dre} VALTIER

Médecin de la Faculté de Médecine de Paris,
Ancien Médecin adjoint au Médecin en chef du chemin de fer d'Orléans,
Médecin divisionnaire du chemin de fer de ceinture de Paris, Ex Préparateur de chimie médicale
des Professeurs Cruveilhier et Al Becquerel, &ª, &ª, Chevalier de 3me Classe de l'Ordre
Royal du Danebrog, Décoré de la Médaille d'honneur de sauvetage,
Ancien Membre de l'Académie Nationale de Paris.

———

LILLE,

L. QUARRÉ, LIBRAIRE ÉDITEUR, GRAND'PLACE, 64.
Chez l'auteur, rue Esquermoise 13,
et chez les principaux libraires de Paris et des départements.

1865

AVIS PRÉLIMINAIRE.

———

En admettant que quelques cas de choléra soient signalés dans une localité, il faut bien se pénétrer de ce que, depuis 1832, il n'y a pas d'année où le choléra n'ait visité la ville comme le hameau, mais ne confondons pas une maladie passée à l'état endémique, c'est-à-dire devenue ordinaire, avec l'épidémie plus ou moins intense. Jamais on ne reverra les douloureux drames passés. La science a fait des progrès *certains* qui sauront dominer le monstre. Et même là où la science a fait défaut au début, comme à Alexandrie et au Caire, que voyez-vous? 12 ou 1,500 décès, au plus, pendant tout le cours de l'épidémie; tandis qu'à Paris, en 1832, on eut été bien heureux si la mortalité de *chaque jour* se fût bornée à ce chiffre. Cela dit, voyons ce qu'est le choléra!

DU CHOLÉRA

Le Choléra ! mot sinistre en 1832, en 1848-49, en 1853-54 mais qui aujourd'hui n'a de sinistre que le souvenir.

Dans le choléra de 1853-54, qui a duré un an, et a fait beaucoup plus de victime qu'en 1832, j'ai été à même de faire des expériences victorieuses[1]. J'étais alors au Chemin de fer d'Orléans, en qualité de médecin-adjoint au médecin en chef, que je secondai de mon mieux. Mon service comprenait les gares de Paris, d'Ivry et toute la ligne jusqu'à la ville de Choisy-le-Roi. Le personnel se composait à peu près de 6,000 employés, nous avons eu de 5 à 600 cas de cholérine, et les faits sont là qui prouvent qu'un seul employé, ayant été traité par nous, est mort du choléra, et cela par suite de son entêtement à refuser de soigner une diarrhée qui dura 4 jours et l'épuisa tellement que, malgré les consultations de plusieurs professeurs de la Faculté, il mourut après 15 jours de traitements ; mais non sans confesser hautement que c'était, il le reconnaissait trop tard, pour avoir négligé de suivre nos conseils. Cet employé était un des sous-chefs de la gare de Paris. Les rares cas de mortalité qui ont eu lieu sont de la nature suivante : Un homme d'équipe, guéri de la cholérine en 4 jours, devait reprendre son service le lendemain matin ; à onze heures du soir il lui prend l'idée de manger des pains de seigle sortant du four, et de les assaisonner de lard sauté dans la poêle !... A une heure du

1. Voir à la fin de ce petit travail l'opinion du médecin en chef du chemin de fer d'Orléans, formulée à l'époque où je donnai ma démission.

matin on vint me chercher pour lui porter secours, mais en arrivant chez lui je n'eus qu'à constater son décès.

Un ancien capitaine de hussards, âgé de 68 ans, et ayant vécu de manière à passer pour un phénomène aux yeux mêmes des plus grands viveurs, fut également enlevé en moins de deux heures. Je rapporterais ces cas d'une manière scientifique; si j'avais ici la prétention de faire de la science, mais comme mon but n'est que de communiquer au lecteur, et si je pouvais aux masses : 1° de la confiance; 2° les remèdes qui m'ont réussi; on trouvera bon que je suive la route qui me semble la plus courte pour arriver à mon but.

Qu'est-ce que le choléra ?

En voulez-vous un exposé simple? Les savants sont d'accord sur ce qu'il nous arrive des bords du Gange, où des marais de plus de 100 lieues carrées de superficie engendrent des miasmes impondérables, inanalysables, dont les effets sur l'économie produisent les accidents plus ou moins intenses auxquels on a donné le nom particulier de choléra. Voyons donc à le combattre alors qu'il se déclare.

1° Moyens prophylactiques.

La peur du mal a fait plus de victimes que le choléra lui-même. *On meurt de la peur seule*, il n'est pas besoin qu'elle soit secondée par la présence d'un typhus quelconque. Ceci étant une vérité connue de tous, nous dirons donc aux poltrons involontaires : N'ayez plus peur, puisque je vous vais faire connaître le mal et le remède ; vous aviez peur parce que vous ne connaissiez pas l'ennemi; aujourd'hui je vais vous dépeindre sa force, son côté redoutable, mais je vous dévoile aussi les moyens par lesquels vous combattrez victorieusement, avoir peur dans ces conditions serait coupable, car ceux qui vous aiment seraient punis des suites de votre pusillanimité. Mais, me dira le lecteur, vous en parlez bien à votre aise ! MM. tel et tel viennent d'en mourir. Pardon ! qu'en savez-vous ? ne sont-ils pas morts de peur ainsi que vous le voulez faire ! Ont-ils eu soin de prendre les précautions voulues ? Car s'il ne faut pas avoir peur du choléra, il ne faut pas non plus l'affronter. Est-ce que tous les ans, au moment des chaleurs, l'usage immodéré des fruits, des salades et autres crudités, n'a pas déterminé un dérangement dans vos digestions et leurs conséquences ? Pourquoi donc voudriez-vous, alors qu'il règne dans l'air quelques miasmes ou émanations exerçant sur l'économie animale une influence plus ou moins pernicieuse, que ce simple dérangement en temps ordinaire ne devienne pas plus important alors que l'air ambiant est moins pur ? Ceci arrivant vous vous croyez en danger, et la peur vous prend. Mais sachez-le donc bien, vous mourrez alors de la peur et non du choléra, n'en meurt pas qui veut, je suis revenu par trois fois différentes des hôpitaux de Paris, atteint de cholérine, et le soir je retournais à mon devoir ; mais je n'avais pas peur. Il est des tempéraments tellement opposés que tel qui sera accessible à certaine maladie bravera impunément les autres. Pourquoi donc alors vous croire de ceux condamnés au choléra ? Admettons encore que votre tempérament soit propice, quelle idée avez-vous de l'Idiosyncrasie ? Cette adorable qualité naturelle qui veut que dans chaque tempérament en général, il y ait autant d'exceptions ou susceptibilités particulières à chaque individu. Exemple : j'ai le tempérament nervoso-sanguin, mon voisin X. le possède également, bon ! J'apprends que ce cher ami vient de succomber aux atteintes du choléra, vais-je m'en effrayer ? Et mille fois non ! 1° X. était de son naturel un homme fort poltron, vice qu'il cachait sous des dehors très contraires. Loin de mourir du choléra X. est mort *des suites de la peur de l'avoir*, et les diverses phases de la maladie n'ont eu pour cause que cette peur, bien plus à redouter que toute affection mortelle puisqu'elle en est trop souvent l'unique source. 2° X malgré que son tempérament fut généralement le mien, c'est-à-dire nerveux et sanguin, était gros, je suis maigre ou vice-versâ. Admettons même que nous ayons la même corpulence, la même vivacité, mais avions-nous les mêmes habitudes, était-il aussi sobre que moi ? Et quand cela serait, n'était-il pas plus sensible que moi aux changements de température, question qui est plus grave qu'on ne pense ; car la plus robuste santé est celle que toutes ces causes ne peuvent altérer. En admettant encore toutes ces ressources de la vie également réparties, il existe en nous, et dès notre naissance, un organe essentiellement plus faible l'un que l'autre et par lequel la maladie de X s'est fait jour ; alors que chez moi l'ensemble de forces est plus parfaite. Donc, lecteur, meurent vos parents, vos amis, je comprendrai votre peine et saurai y prendre part, mais si vous veniez à vous en effrayer vous m'étonneriez surtout après avoir lu ce qui précède, et à plus forte raison, si vous vous êtes fait à vous-même des raisonnements auxquels j'accorde une grande supériorité de solidité sur ceux que j'ai l'honneur de vous soumettre ci-dessus.

Voilà donc à peu près ce que j'avais à dire sur la première cause du choléra. Passons donc à d'autres moyens prophylactiques.

Admettons que le moral étant parfait et que tout en ayant observé une hygiène savante, c'est-à-dire que, sans rien changer à nos bonnes habitudes, nous avons porté une large ceinture en flanelle couvrant les reins et l'abdomen, surtout par les temps de chaleur, afin que les sueurs si bienfaisantes soient absorbées par cette flanelle et non évaporée sur la peau. Nous avons aussi un peu retranché de notre nourriture les crudités, un peu augmenté la dose des toniques tel que le café noir après le dîner, ou du thé, excellent conducteur du calorique et excitant aromatique bienfaisant. Admettons, dis-je, que malgré toutes ces sages précautions observées, le choléra tenté une petite attaque sur nous, voyons d'abord par où il va débuter. C'est bien simple, le choléra n'a qu'un ordre de bataille, et il procède continuellement de même.

1° Coliques précédées, accompagnées ou suivies généralement de frissons et de malaise subit. Parfois précédées de souffrances mal définies, perte des forces et de l'appétit (anorexie), diarrhée, vomissements, sueurs abondantes et ralentissement de la circulation. Souvent un grand abattement moral se joint à ces symptômes qui peuvent être réunis et se développer tout à coup.

Dans ce cas le premier soin à prendre est de donner au plus vite un bain de vapeur[1] dont l'effet sera d'attirer à la peau une circulation plus énergique, et par cela seul pourra couper court aux progrès du mal. Il faut ici que j'ouvre une longue parenthèse afin de donner une idée de la composition du sang aux lecteurs qui ne la connaissent pas. Ainsi que tous les liquides, le sang contient en suspension des matières solides dans des proportions importantes. Pour couper court autant que possible à des détails plus ou moins intéressants, je vais donner ici la composition d'un litre de *sang normal*:

Eau du sang (sérum) . . .	870 millièmes.
dans cette eau du sang se trouve en suspension l'albumine qui est *en moyenne* de 80 millièmes.	
Fibrine à l'état liquide, lorsque le sang circule normalement et formant en dehors de la veine les qualités coagulatrices du sang.	3 millièmes.
Globules.	127 millièmes.
TOTAL,	1,000 ou litre de sang.

1. Voir à la fin de ce travail le mode employé par moi pour ces bains.

Or, prêtez-bien attention à ces quelques lignes, car tout le secret du choléra y est renfermé, *la gravité de la maladie est en rapport direct avec l'intensité de la diarrhée !* Veuillez bien suivre mon raisonnement : tant que les matières expulsées du corps sont colorées. Ces matières sont naturellement le rejet des parties non assimilées des aliments, mais lorsqu'à ces selles colorées succèdent des liquides incolores, et en tout semblables à une forte décoction d'orge ou de riz, d'où voulez-vous qu'ils proviennent si ce n'est du sérum du sang.

Oui, c'est en effet le sérum du sang qui se perd alors ! Mais ce sérum est indispensable pour charrier ses 130 parties solides ! (globules et fibrine). Plus il s'épuise, plus la circulation devient pénible, et plus, d'après les lois de la pesanteur, les solides en suspension dans un volume voulu de liquide, n'étant plus entraînés par une circulation normale s'arrêteront d'abord aux extrêmités, puis cet arrêt gagnera de la périphérie, le centre lui-même. On verra se former ainsi sous la peau cette couleur violacée commençant sous les ongles des pieds, des mains, cernant le nez, les yeux, les lèvres, et qu'on nomme cyanose, couleur due à la stase des globules du sang. Me suis-je bien fait comprendre ? Que déduire de cela sinon que le sang étant ce que l'huile est à la lampe, on ne doit pas, si on veut vivre, laisser le sérum du sang se perdre On arrêtera donc la diarrhée *à tout prix.* Ce point obtenu, le reste est relativement peu de chose. Les 5 ou 600 diarrhées cholériques constatées en 1853-54 dans le service médical du chemin de fer d'Orléans ont toutes été dominées par les moyens suivants : Aussitôt qu'un homme se sentait malingre, on lui donnait *de suite* une potion fortement alcoolisée que je formulerai désormais ainsi :

Potion anti-cholérique.

Alcool de mélisse.	175 grammes.
Alcool de menthe.	25 grammes.
Laudanum de Sydenham.	20 gouttes.
Sirop simple	200 grammes.

F. S. A.

A prendre en trois fois. On devra prendre la 1re dose *au début* du malaise, la seconde une demi-heure après, la troisième pourra être fractionnée ou être prise entière quatre heures après la seconde prise.

A l'apparition de la diarrhée préparez au plus vite.

Décoction.

Polygonum aviculare (*Renouée* vulg.)   20 grammes.
Eau ordinaire. . . . . 1000 grammes.
Sirop simple . . . . 100 grammes.
F. S. A. réduire à 900 gr. environ

A prendre par verre, et avant le quatrième bu je garantis que la diarrhée sera dominée ; si par exception elle était rebelle on administrerait en lavement le remède qui suit :

Lavement.

Amidon, une cuillerée à bouche, pleine, ou 15 à 18 gr., mettez dans une suffisante quantité d'eau sur le feu pour former l'empois. Avoir soin qu'il soit assez liquide pour bien pouvoir être lancé dans l'intestin, alors qu'il sera tiède.

S'il y avait des coliques, on ajouterait à l'amidon, au moment de le verser dans la seringue, 20 gouttes de laudanum de Sydenham bien mélangé.

En cas de son rejet immédiat, réitérer le lavement, mais *sans laudanum*, à moins que la totalité ait été rendue. La décoction de renouée, qu'on fera boire mêlée avec de la glace pilée, surtout si la chaleur interne est intense, et les lavements alternés avec la potion anti-cholérique se rendront maître de la diarrhée. Ainsi donc résumons nous : 1°Au premier malaise, un bain de vapeur avec compresses d'eau froide sur la tête. 2° Vomissements vaincus au moyen de la glace avalée en petits morceaux. 3° Potion anti-cholérique. 4° Décoction de la renouée. 5° Lavements à l'amidon *jusqu'à réussite*.

Arrêter la diarrhée, c'est conserver au sang son sérum et ses proportions normales ; cela obtenu, lecteur, ce qui restera à faire ne sera pas au-dessus de la science et du zèle de votre médecin, qui, comme tout homme de sa noble profession, fait de la guérison de ses clients sa passion dominante. Je mets ici, je le répète, au défi qui que ce soit de prouver que, sauf les cas foudroyants au nombre de quatre ou cinq, il soit mort, de 1853 à 54, un seul des 6,000 employés des chemins de fer d'Orléans et de ceinture alors que 5 où 600 cholérines ont été soignées par les médecins des administrations depuis Paris jusqu'à Choisy-le-Roi. Ceci dit, uniquement pour rassurer ceux pour qui l'exposé plus haut ne paraîtrait pas assez rationnel, reprenons notre sujet. La diarrhée vaincue, le malade est pour moi entré en convalescence ; on verra s'il est utile de le mettre dans un meilleur milieu en donnant à l'air ambiant plus d'oxygène [1], car les études faites prouvent que l'oxygène de l'air ainsi que l'électricité n'ont pas leurs proportions normales, lorsque les miasmes qui portent le choléra dans leur flanc se répandent sur une localité, mais en attendant et alors que depuis une heure ou deux la diarrhée est arrêtée, je donne la préparation suivante, et je la présente ici comme étant généralement reconnue infaillible ; souvent même on commence le traitement par sa prescription.

Potion.

Camphre.	5 grammes.
Clous de girofle.	}
Coriandre.	} à à 1 gramme.
Noix muscade concassée . .	moitié.
F S. A. alcool à 36°. . .	500 c. c.

—————

1 En décomposant le péroxyde de maganèse ou le chlorate de potasse par le feu.

Infuser pendant 24 heures dans un demi-litre d'alcool à 36°
à prendre par cuillerées à café dans un demi-verre d'eau
sucrée de demi-heure en demi-heure, jusqu'à sensible amélioration. Prise ainsi le matin à jeun, cette potion agit comme un
puissant préservatif.

Dans les cas graves insister sur le punch au rhum. On fera ce
punch ainsi : quatre citrons étant dans leur entier, on râpera
leur écorce avec des morceaux de sucre cristallisé (sucre ordinaire du commerce); on mettra ce sucre dans une infusion
concentrée de thé de 3 à 400 gr., puis on y ajoutera un litre
du meilleur rhum possible. On coupera les citrons en tranches
minces, boire ce punch avec de la glace pilée.

Je dois citer ici plusieurs cas de choléra qui ont cédé à des
émotions brutales 1° Un artiste lyrique se trouvait au bois de
Boulogne à se promener, lorsqu'il se sentit subitement pris de
violentes coliques, suivies immédiatement de besoins impérieux. Il mit culotte bas et resta confondu de la quantité de
liquides qu'il rendait; remarquant que ces liquides devenaient
semblables à de l'eau de riz très épaisse, et des crampes survenant, la peur le prit. Mais, comme ancien soldat, il sut la
dominer ainsi que ses douleurs, et se levant tant bien
que mal il fit quelques pas. Sans prendre la peine de rattacher ses bretelles, et soutenant avec ses deux mains son pantalon remonté, il s'efforça de marcher vite, puis se mit à courir
au pas gymnastique et enfin arriva, toujours courant, à sa demeure place Maubert, où il tomba épuisé par cette course de
près de deux lieues franchies rapidement. On le releva, on le
fit suer ; les frictions se rendirent maîtresses des crampes, la
glace des vomissements, et le soir même il était guéri. 2° Me
trouvant au café d'Orsay en 1849, j'y entendis un noble habitant du faubourg St-Germain raconter qu'ayant le choléra et se
trouvant au plus mal, un domestique vint pour placer un cruchon d'eau bouillante aux pieds de son lit, ce cruchon vint à

casser et le liquide lui brûla fortement les deux jambes, il en éprouva une telle révolution que la maladie changea d'aspect et sa guérison précéda de beaucoup la cicatrisation parfaite des brûlures. A peine ce récit était-il achevé, qu'un honorable négociant de la rue du Bac affirma qu'il avait éprouvé les mêmes effets, d'une cause à peu près semblable, on avait mis, dit-il, des fers trop chauds à mes pieds, les draps prirent feu, et avant qu'on put me secourir, j'eus les deux jambes assez fortement brûlées, le choléra me quitta plus vite que mes brûlures. Un autre fait de même nature fut encore rapporté par une personne honorable, ce qui me frappa à l'esprit au point que le lendemain matin, en venant pour remplir mes fonctions auprès de mon professeur, le respectable Cruveilhier, je demandai à la sœur de charité de service comment allait un malheureux ouvrier que j'avais quitté la veille au soir. Cet ange, qui fut depuis victime de son zèle, me répondit qu'il était mort, et que depuis ce moment, et dans le même lit, il en était décédé deux autres successivement, et que celui qui occupait actuellement ce lit était aussi mal que ceux qui y avaient précédemment succombé. Alors ma sœur, lui dis-je, traitons-le comme mourant ! Venez avec moi. Je me rendis alors à l'office où se préparaient certains pansements, m'emparai de la farine de moutarde, en mis au moins un kilog. dans une grande sébile en bois, versai de l'eau tiède dessus, puis je roulai dans une serviette cette énorme masse vésicante. Je pris cette serviette par deux bouts, la sœur la saisit par les deux autres, et nous en enveloppâmes une des jambes du moribond, je fis une seconde opération pareille pour l'autre jambe, puis je dis à la sœur : maintenant oublions le malade pendant une heure ; mon service de pansement fait dans la salle des hommes, et avant que de monter faire celui des femmes, je vins retirer ces synapismes monstres. Ainsi que je m'y attendais, la peau des deux jambes resta adhérente à la farine de moutarde que j'enlevais, j'avais préparé deux pièces de ouate, dont j'enveloppai les tissus dénudés. Les livres de l'hôpital sont encore là pour permettre à qui voudra de s'assurer du fait que je cite ici. Ce malheureux est sorti convalescent de l'hôpital de la Charité, service Cruveilhier, après trois mois de maladies successives. Il a eu après le choléra, une pneumonie, une pleurésie, etc., mais toujours est-il qu'il est sorti guéri, et en convalescence très-satisfaisante.

De tout ceci je conclus qu'une émotion dominante peut agir sur l'intensité du choléra, et devenir un moyen de guérison (1).

Résumons nous donc en quelques mots :

Le choléra ne peut être fatal pour quiconque saura prendre les quelques précautions hygiéniques décrites plus haut, et accompagnées de promenades sans fatigue excessive, de bains froids ou chauds, selon le tempérament qu'on a. Ces simples précautions prises ne pas s'affecter le moral et surtout se guérir de la peur, soit en lisant ce que j'ai cru devoir exposer, soit en consultant son médecin sur ce qu'il convient de mieux à faire ; et encore mieux, ceci fait, en ne pensant plus à rien de tout cela.

Si malgré tout, la cholérine vous surprend, suivez à la lettre tout le traitement consigné plus haut, à condition toutes fois qu'on y aura confiance, sinon il sera mieux de n'en rien faire. Le présent écrit est plutôt fait pour ceux qui n'ont pas de médecin attitré, pour l'habitant de la campagne, qui a le temps de souffrir et même de mourir avant que d'avoir vu le médecin du canton ; parfois fort occupé ailleurs. Le malade doit avant tout avoir confiance dans le médecin qui le soigne

---

(1) Qui n'a pas entendu citer de nombreux cas de guérison obtenus par l'absorption d'un alcoolat quelconque, à doses énormes, surtout du Rhum.

depuis longtemps, qui connait son tempérament, et saura que tel médicament ayant sauvé son voisin pourra lui être nuisible et même fatal. J'ai fait ce petit travail afin de ne pas laisser le malade abandonné aux rebouteurs, commères et sorciers dont on croit la France débarrassée, tandis qu'il n'en est rien. La médecine qui est la plus difficile des sciences, est précisément celle que tout le monde veut savoir le mieux. Le médecin sort de chez le paysan, survient la voisine, (heureux quand il n'y en a qu'une) parfois la mieux intentionnée, elle demande ce qu'il a ordonné, et comme le plus souvent elle ne comprendra rien à cette ordonnance, elle hochera la tête, et fera si bien qu'elle jettera le doute dans le cerveau du pauvre malade, ébranlera sa confiance, qui est bien souvent la panacée la plus précieuse du traitement. Que n'a-t-on pas guéri, avec cette confiance et des soins intelligents. A plus forte raison guérira-t-on du choléra, du moment où il est connu comme il l'est de nos jours.

Reste encore une observation, il est certain que le malade dont le tempérament est usé par la débauche, les privations extrêmes, le séjour prolongé dans des bouges infects, ce malade est plus en danger de succomber, non pas seulement aux atteintes du choléra, mais bien au souffle du premier miasme morbifique de rougeole, scarlatine, suette, variole, etc. Il n'est besoin de typhus, de peste ni de choléra. Dans ce cas c'est à la charité publique, dans les hameaux et villages, alors qu'un malheureux est frappé du fléau, de le transporter dans un milieu plus sain que celui dans lequel il se trouve. Un lit propre, une chambre sans humidité, une chaleur modérée et autant que possible de 16 à 18 degrés, sauf indications contraires ; apporteront immédiatement un mieux relatif, et aideront puissamment à la terminaison favorable de la maladie. Aux habitants des campagnes, répétons encore pour les vomissements : donnez la glace que le malade doit avaler par petits morceaux, à défaut de glace, donnez de l'eau la plus froide possible, par petite quantité à la fois, mais souvent insistez sur le punch glacé ou le plus froid possible.

Pour les crampes, frictionnez au moyen de tampons de flanelle, imbibés d'eau-de-vie camphrée, afin de ramener la circulation du sang aux extrémités.

Si on peut au début, on donnera un bain de vapeur, ce bain se trouve déjà décrit dans mon petit ouvrage médical publié à Paris chez Tarride, éditeur, rue de Marengo, n° 2, et portant pour titre : *Le médecin des ménages.*

BAINS DE VAPEUR A DEUX CENTIMES.

La personne à laquelle on voudra donner un bain de vapeur, devra être couchée dans un lit dont les draps et les couvertures seront assez larges pour pouvoir être bien rempliées tout autour du lit.

On introduira au pied du lit, entre les deux draps, un appareil fait de la manière suivante : On prendra un cerceau, on le coupera en deux parties égales. On fixera ces deux demi-cercles au moyen de planchettes, à un pied et demi environ l'une de l'autre, deux planchettes pour le bas, une pour le haut et deux sur les côtés ; ces planchettes doivent empêcher les deux demi-cercles de se rejoindre. S'il existe dans la localité, l'appareil que les chirurgiens emploient dans la fracture des membres inférieurs, on s'en servira ; ces cerceaux ont pour but d'empêcher les draps et couvertures d'être brûlés. Une fois cet appareil posé entre les deux draps, les jambes du malade ouvertes et en dehors des cerceaux, on bordera bien les draps et couvertures de chaque côté, la tête seule du malade reste en dehors, les draps couvrent le cou jusqu'au menton ; on soulèvera les draps et couvertures du côté des pieds, et on introduira dans le lit, au milieu ménagé par les cerceaux, un bol ou une petite terrine contenant gros comme le poing de chaux vive, qu'on aura enveloppée de mauvais chiffons bien amplement mouillés (ces chiffons seront brûlés); une fois ce contenant introduit, il faudra bien border le lit aux pieds. Cinq minutes après on ôtera la terrine, car le calorique contenu dans la chaux vive se sera dégagé dans le lit; on remettra, le plus lestement possible, une autre terrine préparée comme la première, et on continuera ainsi 5 ou 6 fois en une demi-heure, temps ordinairement suffisant pour un bain de vapeur. Avec un sou de chaux on peut donner ainsi plusieurs bains qui, outre l'avantage d'être économiques, ont celui d'être improvisés en quelques minutes, chose précieuse, car un bain de vapeur énergique donné à propos peut enrayer les effets d'une maladie grave et la changer en une legère indisposition. (Ce bain si simple est indiqué et fortement recommandé par le *professeur Trousseau*, un des princes de la science.)

Je crois de mon devoir de publier ici quelques notes pouvant donner au lecteur qui ne me connaît pas la mesure des titres que j'ai à sa confiance. Je risque d'un côté de ne pas passer pour modeste, mais que m'importe cette imputation si ces titres me gagnent de l'autre côté la confiance que j'ambitionne comme étant la plus douce récompense de mes efforts constants pour être utile à mes concitoyens.

Je copie donc quelques titres que je n'ai pas sollicités, mais que j'ai dû accepter alors qu'on me les a offerts, je les choisis parmi le grand nombre d'autres que je possède :

1° Mon professeur bien regretté, le docteur Alfred Becquerel, continuant les travaux commencés par les professeurs Andral et Gavarret sur l'analyse du sang humain, a publié un ouvrage dont le mérite a été jugé, par l'Académie des sciences de Paris, digne du prix Monthyon; cet ouvrage porte pour titre :

Recherches physiologiques et pathologiques sur l'albumine du sang et des divers liquides organiques. Description d'un albuminimètre destiné à donner immédiatement et très exactement la quantité d'albumine qu'ils contiennent. Par le docteur A. Becquerel, agrégé à la Faculté de Paris, médecin des hôpitaux, etc. 1850.

Au bas de la première page de cet ouvrage scientifique, on lit ces quelques lignes écrites par l'auteur, le docteur A. Becquerel :

« Cet ouvrage ayant exigé plusieurs milliers d'observations optiques et quelques centaines d'analyses chimiques, n'a pu être tenté qu'avec l'aide d'un préparateur zélé et habile ; aussi je me fais un véritable plaisir de remercier ici M. Alexandre Valtier de son zèle, de son dévouement et de son habileté. »

Paris, le 11 janvier 1856.

Je soussigné, docteur en médecine de la Faculté de Paris, médecin principal de la compagnie d'Orléans, certifie que M. Valtier, médecin, a été attaché à ladite Compagnie comme médecin-adjoint à la gare d'Ivry, depuis l'année 1849 jusqu'en 1855 ; que, pendant tout ce temps il a fait un service très-actif avec le plus grand zèle et la plus grande intelligence, surtout pendant l'épidémie de choléra de 1854, où il a rendu d'éminents services aux malades confiés à ses soins, et que s'il y a eu des succès à signaler en cette occasion ils sont dus évidemment au dévouement qu'il a déployé.

Fait à Paris, ce 10 janvier 1856.

Signé : BISSON.

MONSIEUR,

Je vous remercie mille fois de vos bons soins, zèle et dévouement pour nos pauvres, j'en suis vraiment bien touchée, et viens vous demander aujourd'hui que, quand les médecins du bureau de bienfaisance se feront trop attendre chez le malade, vous eussiez la bonté, à notre demande, de leur faire une visite dans les cas urgents seulement, car nous ne voudrions pas abuser de votre bonté.

Agréez, monsieur le Docteur, l'expression de mes sentiments bien reconnaissants.

Votre obligée,

Signé : Sœur Rosalie Rendu,
5, rue de l'Epée de bois.

23 septembre 1855.

La sœur supérieure soussignée certifie que M. Valtier (Alexandre) dans le choléra de 1853 et 54 a prodigué gratuitement ses soins à nos pauvres, il en a soigné jusqu'à seize à la fois et à fait jusqu'à quarante visites par jour. Il suffit de lui signaler du bien à faire pour être certain de son zèle et de son empressement. Aussi nous nous plaisons à lui rendre ce témoignage et le recommandons avec confiance et intérêt.

Signé : Sœur Rosalie Rendu.

Paris, 20 décembre 1855.

(Série A — modèle N° 51.)

Administration générale de l'assistance publique à Paris, hôpital de la Pitié.

Je soussigné, directeur dudit établissement, certifie que M. le Docteur Alexandre-Joseph Valtier a soigné pendant plusieurs années, sous la direction de M. Becquerel, ex-médecin de l'hôpital, les malades du service de ce dernier, avec un zèle et un dévouement dignes des plus grands éloges, notamment pendant l'épidémie de 1849 (choléra).

J'ai été à même de constater souvent que depuis son départ de la Pitié, M. Valtier s'est constamment occupé de rendre des services à la classe malheureuse en faisant, par exemple, transporter des malades abandonnés dans leurs greniers dans les hôpitaux, etc., etc., etc.

Dès qu'il y a un acte de dévouement à remplir, on est certain d'y voir participer M. Valtier.

Le Directeur,

Signé : Vincent.

Paris, 28 septembre 1855.

Je m'arrête ici, les personnes qui seraient curieuses de voir un plus grand nombre de pièces semblables sont priées de venir prendre connaissance de la collection que je possède.

FIN.

Lille. Imp. Lefebvre-Ducrocq.

www.ingramcontent.com/pod-product-compliance
Lightning Source LLC
LaVergne TN
LVHW011032050726
842519LV00004B/1346